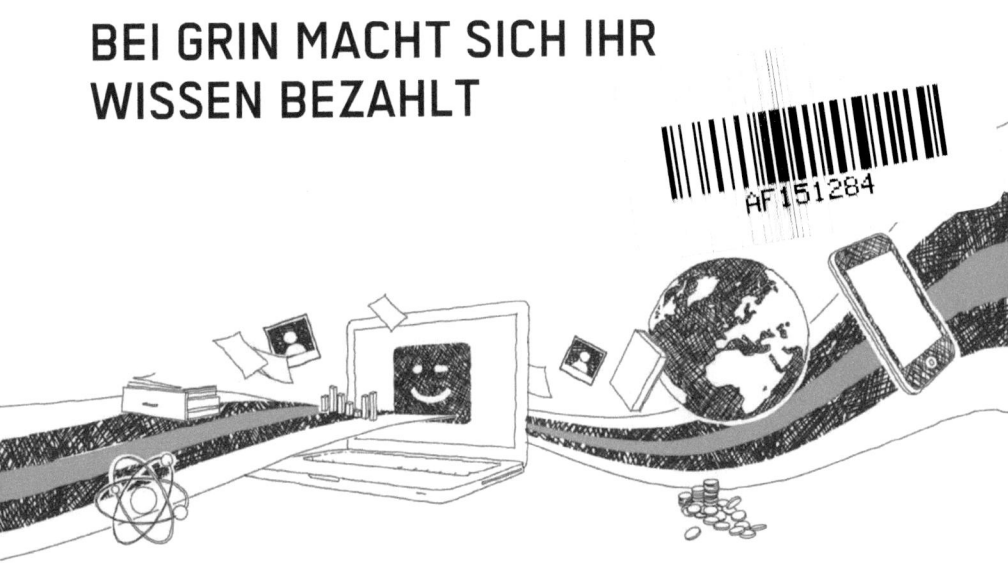
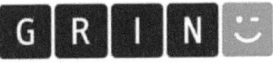

Bibliografische Information der Deutschen Nationalbibliothek:

Die Deutsche Bibliothek verzeichnet diese Publikation in der Deutschen National-
bibliografie; detaillierte bibliografische Daten sind im Internet über http://dnb.d-
nb.de/ abrufbar.

Coverbild: Rawpixel.com @Shutterstock.com

Impressum:

Copyright © 2013 GRIN Verlag, Open Publishing GmbH
Druck und Bindung: Books on Demand GmbH, Norderstedt Germany
ISBN: 978-3-656-57533-7

Dieses Buch bei GRIN:

http://www.grin.com/de/e-book/266723/gesundheitsfoerderung-im-setting-betrieb

Moritz Wenninger

Gesundheitsförderung im Setting Betrieb

Analyse und Maßnahmen in der Einzelhandelsbranche

GRIN Verlag

GRIN - Your knowledge has value

Der GRIN Verlag publiziert seit 1998 wissenschaftliche Arbeiten von Studenten, Hochschullehrern und anderen Akademikern als eBook und gedrucktes Buch. Die Verlagswebsite www.grin.com ist die ideale Plattform zur Veröffentlichung von Hausarbeiten, Abschlussarbeiten, wissenschaftlichen Aufsätzen, Dissertationen und Fachbüchern.

Besuchen Sie uns im Internet:

http://www.grin.com/

http://www.facebook.com/grincom

http://www.twitter.com/grin_com

Fachmodul: Gesundheitsförderung und Prävention in Lebenswelten

Studiengang: Bachelor Gesundheitsmanagement

Moritz Wenninger

Inhaltsverzeichnis

1 Analyse der Ausgangssituation

Der Gesundheitsförderung in Settings wird hinsichtlich der Verbesserung der Lebens- und Gesundheitssituation der gesamten Bevölkerung und insbesondere benachteiligter Bevölkerungsgruppen eine zentrale Bedeutung beigemessen (Papathanassiou, 2013, S. 34). Hiernach soll Gesundheit dort geschaffen und erhalten werden, wo die Menschen ihren Alltag verbringen. Als zentrale Lebenswelten gelten zum Beispiel die Settings Kindergarten, Schule und Betrieb, die es hinsichtlich gesundheitsförderlicher Bedingungen zu analysieren und zu gestalten gilt. Im Folgenden wird das Setting Betrieb gewählt und ein Betrieb aus der Einzelhandelsbranche beispielhaft herangezogen.

1.1 Rahmenbedingungen

Zuerst sollen die Rahmenbedingungen des gewählten Settings näher dargestellt werden. Ausgewählt wurde ein real Lebensmittelmarkt.

Tab. 1: Rahmenbedingungen des Settings

Name und Art der Institution	real,- Lebensmittelmarkt
Branche	Einzelhandelsbranche
Standort	96052 Bamberg
Größe der Institution	ca. 2500 m²
Vertriebene Produkte	Lebensmittel, Haushaltswaren, Elektrogeräte, Bücher, Medien, Textilien, Schuhe, Sportartikel, Schreibwaren
Öffnungszeiten	Montag – Samstag jeweils 7 – 20 Uhr
Schichtarbeit	Ja
Arbeitszeiten	Teilzeit: 6 Stunden → 5x / Woche Vollzeit: 8,5 Stunden → 5x / Woche

75% des Umsatzes werden durch den Verkauf von Lebensmitteln erwirtschaftet (Wikipedia, 2013). Neben einem Bäcker, der durch ein externes Unternehmen betrieben wird, befindet sich im real selbst noch eine Theke für frischen Käse und Fleisch, die etwa 35 m² ausmacht. Da der real täglich, ausgenommen sonntags, von 7 bis 20 Uhr geöffnet ist, wird auch in Schichten gearbeitet, die je nach Arbeitsmodell 6 oder 8,5 Stunden lang sind. Die Stunden werden nach Bedarf innerhalb der Öffnungszeit am Stück gearbeitet, dabei wird 30 Minuten vor und nach Öffnungszeit angefangen bzw. aufgehört, da das Öffnen und Schließen samt organisatorischem Aufwand dies benötigt. Eine Pause von bis zu einer Stunde ist täglich eingeplant. Mit etwa 2500 m² ist dies der nach eigenen Angaben des Personals eine kleinere real Filiale. Dort sind 36 Mitarbeiter beschäftigt. Genauer aufgeschlüsselt werden die tätigen Personengruppen unter dem folgenden Punkt.

1.2 Personengruppen im Setting Betrieb Einzelhandelsbranche

Tab. 2: Personengruppen des Settings

Tätigkeits-bereich	Tätigkeiten der Beschäftigten	Anzahl der Beschäftigten	Altersspanne	Verhältnis $\male : \female$
Ausbildung	Warenannahme, Kundenberatung, Verkauf und Kassieren, Einräumen der Waren, Gestaltung der Verkaufsräume, Beschwerdemanagement, Logistik	6	16-24	5 ♂ 1♀
Verkauf	Warenannahme, Kundenberatung, Verkauf und Kassieren, Einräumen der Waren, Gestaltung der Verkaufsräume, Beschwerdemanagement, Planung und Umsetzung von Marketingmaßnahmen	23	21-52	8 ♂ 15♀
Verwaltung	Arbeitsplan Erstellung, Büroarbeit, Mitarbeiterschulung, Abrechnung der Kassen, Planung der Logistik, Unterstützung der Geschäftsführung	3	26-34	1 ♂ 2♀
Führung	Beschwerdemanagement, Abrechnung der Kassen, Personalmanagement, Management und Marketing, Mitarbeiterschulung	4	41-55	4 ♂ 0♀

Das Geschlechterverhältnis gibt Aufschluss darüber, dass etwa 2/3 der Angestellten im Bereich Verkauf weiblich sind. Im Einzelhandel mit Lebensmitteln dominiert klar das weibliche Geschlecht (Bosch & Weinkopf, 2007, S. 265). Die Berufe des Bereichs Verkauf umfassen klassische Einzelhandelskaufleute und Teilzeit-kräfte bzw. Aushilfen im Bereich des Kassierens. Insgesamt arbeiten 23 Ange-stellte im Bereich Verkauf, wovon die jüngste Person 21 und die älteste 52 Jahre alt ist. Die Alltagssituation ist geprägt von den oben aufgeführten Tätigkeiten, wobei teilweise viel gesessen wird, oder auch länger körperliche Arbeit beim Ein-räumen der Waren verrichtet werden muss. Beim Kassieren herrscht durchaus Leistungsdruck, da die Kunden schnell bedient werden müssen und gleichzeitig jede Ware konzentriert erfasst werden muss, wobei der Ablauf durchaus monoton gleichsam ist. Weiterhin wird innerhalb der Öffnungszeiten die Fleisch und Käse Theke von sechs ausgebildeten Fleischer/innen bedient.

Die Auszubildenden sind fast alle männlich und noch recht jung, nämlich im Al-ter von 16 bis 24 Jahren. Die Tätigkeiten sind vergleichbar mit denen der Ange-stellten im Bereich des Verkaufs, die Auszubildenden erhalten auch Einblicke in andere Bereiche, die aber kein Hauptaufgabenfeld darstellen und daher nicht nä-her aufgelistet sind. Die Ausbildungsberufe sind Einzelhandelskaufmann/frau, Verkäufer/in und Fleischer/in.

In der Verwaltung tätig ist eine Sekretärin, eine Bürokauffrau und ein Groß- und Außenhandelskaufmann. Deren Tätigkeiten, die hauptsächlich Büroarbeit umfas-sen, werden größtenteils im Sitzen erledigt. Die Altersspanne umfasst die Jahre 26 bis 34.

Die Führung des real Marktes übernimmt ein Geschäftsführer und ein stellvertre-tender Geschäftsführer, die hauptsächlich sitzend arbeiten. Sie kümmern sich größtenteils um das Management und Marketing. Zwei Teamleiter im Bereich Food und Nonfood unterstützen und koordinieren die Arbeitsaufgaben der Kolle-gen im Verkauf und die der Auszubildenden. Die Altersspanne reicht von 41 bis 55 Jahre.

1.3 Allgemeine gesundheitsbezogene Daten

Unter diesem Punkt sollen Daten zu den wichtigsten Krankheitsarten an den Arbeitsunfähigkeitstagen (AU-Tage) und branchenspezifische Gesundheitsbelastungen, die die Einzelhandelsbranche betreffen, aufgeführt werden.

Als Datenbasis dient die Analyse der Arbeitsunfähigkeitsmeldungen aller erwerbstätigen AOK Mitglieder, da die AOK nach wie vor die Krankenkasse mit dem größten Marktanteil in Deutschland ist und und somit über die umfangreichste Datenbasis zum Arbeitsunfähigkeitsgeschehen verfügt. So waren im Jahre 2012 insgesamt 11 Millionen Arbeitnehmer bei der AOK versichert (Badura, Ducki, Schröder, Klose & Meyer, 2013, S. 265). Dominiert wird das Fehlzeitengeschehen von Muskel- und Skeletterkrankungen. So gingen im Jahre 2012 knapp ein Viertel der Fehlzeiten auf das Konto der Muskel-Skelett Erkrankungen (Badura, Ducki, Schröder, Klose & Meyer, 2013, S. 263). Diese Aussage deckt sich mit den zahlen der Handelsbranche, auch der Einzelhandelsbranche im Bereich Lebensmittel:

Tab. 29.7.14 Verteilung der Arbeitsunfähigkeitstage nach Krankheitsarten und ausgewählten Berufsgruppen in der Branche Handel im Jahr 2012, AOK-Mitglieder

Tätigkeit	AU-Tage in %						
	Psyche	Herz/Kreislauf	Atemwege	Verdauung	Muskel/Skelett	Verletzungen	Sonstige
Berufe im Verkauf	13,3	4,9	11,8	5,8	20,7	9,7	33,8
Berufe im Verkauf von Back- u. Konditoreiwaren	14,0	4,3	12,4	5,8	19,7	9,3	34,6
Berufe im Verkauf von Bekleidung, Sportartikeln, Lederwaren u. Schuhen	13,9	4,0	14,8	6,3	17,7	8,4	34,8
Berufe im Verkauf von drogerie- u. apothekenüblichen Waren	15,1	4,0	15,0	6,6	17,0	7,7	34,7
Berufe im Verkauf von Garten-, Heimwerker-, Haustier- u. Zoobedarf	12,9	4,7	12,8	5,9	21,4	12,0	30,3
Berufe im Verkauf von Kraftfahrzeugen, Zweirädern u. Zubehör	11,9	5,2	16,7	7,4	14,1	11,6	33,1
Berufe im Verkauf von Lebensmitteln	11,5	5,7	10,5	5,7	23,5	10,0	33,2
Berufe im Vertrieb	13,7	6,8	13,8	6,1	16,8	10,0	32,9
Berufe in der Kraftfahrzeugtechnik	6,0	4,9	13,4	6,1	23,2	18,6	27,8
Berufe in der Lagerwirtschaft	8,5	6,4	11,4	5,6	26,8	11,7	29,7
Berufe in der pharmazeutisch-technischen Assistenz	13,6	3,7	18,6	6,4	10,5	8,4	38,9
Berufskraftfahrer/innen (Güterverkehr/LKW)	6,2	9,6	7,8	5,2	26,2	14,9	30,1
Büro- u. Sekretariatskräfte	13,8	4,8	14,5	5,8	14,9	8,8	37,4
Kassierer/innen u. Kartenverkäufer/innen	13,8	5,7	11,7	5,2	20,9	7,7	35,1
Kaufleute im Groß- u. Außenhandel	10,2	3,5	20,0	8,3	12,7	12,1	33,2
Kaufmännische u. technische Betriebswirtschaft	13,9	5,0	15,4	6,6	16,7	7,8	34,7
Branche insgesamt	10,7	6,0	11,7	5,7	22,1	11,6	32,2
Alle Branchen	10,1	6,6	11,4	5,5	22,9	11,8	31,7

Fehlzeiten-Report 2013

Abb. 1: Verteilung der AU-Tage nach Krankheitsarten und Berufsgruppen in der Handelsbranche im Jahre 2012 (Badura, Ducki, Schröder, Klose & Meyer, 2013, S. 380)

Die Grafik lässt erkennen, dass im Verkauf von Lebensmitteln mit 23,5 % der AU-Tage klar die Muskel-Skelett Erkrankungen dominieren. Nur die Berufe in der Lagerwirtschaft und die Berufskraftfahrer/innen weisen einen noch höheren Prozentwert an Muskel-Skelett Erkrankungen auf.

Betrachtet man die Entwicklung der AU-Tage im Verlauf der Jahre 1995 bis 2008, so wird ersichtlich, dass sich zwar die Anzahl der AU-Tage bedingt durch Muskel-Skelett Erkrankungen aufgrund von allgemein verbesserten Arbeitsbedingungen reduziert hat, jedoch immer der Spitzenreiter unter der Anzahl der AU-Tage in all den Jahren war:

Tabelle 27.7.11. Tage und Fälle der Arbeitsunfähigkeit je 100 AOK-Mitglieder nach Krankheitsarten in der Branche Handel in den Jahren 1995 bis 2008

Jahr	Arbeitsunfähigkeiten je 100 Mitglieder											
	Psyche		Herz/Kreislauf		Atemwege		Verdauung		Muskel/Skelett		Verletzungen	
	Tage	Fälle	Tage	Fälle	Tage	Fälle	Tage	Fälle	Tage	Fälle	Tage	Fälle
1995	101,3	4,1	175,6	8,5	347,2	43,8	183,5	22,6	592,8	31,9	345,0	21,1
1996	92,4	3,8	152,5	7,1	300,8	38,8	153,0	20,3	524,4	27,6	308,0	18,8
1997	89,6	4,0	142,2	7,4	268,9	37,5	143,7	20,2	463,5	26,9	293,2	18,4
1998	95,7	4,3	142,2	7,6	266,0	38,5	140,9	20,4	480,4	28,3	284,6	18,3
1999	100,4	4,7	139,6	7,8	301,5	44,0	142,3	21,7	499,5	30,0	280,8	18,5
2000	113,7	5,5	119,8	7,0	281,4	42,5	128,1	19,1	510,3	31,3	278,0	18,8
2001	126,1	6,3	124,0	7,6	266,0	41,9	128,9	19,8	523,9	32,5	270,3	18,7
2002	131,0	6,7	122,5	7,7	254,9	41,0	129,6	20,8	512,6	32,0	265,8	18,4
2003	127,0	6,6	114,6	7,6	252,1	41,5	121,3	19,8	459,2	29,4	250,8	17,4
2004	136,9	6,4	120,4	6,8	215,6	34,6	120,4	19,0	424,2	27,1	237,7	16,0
2005	135,8	6,2	118,1	6,6	245,8	39,4	113,5	17,6	399,1	25,9	230,5	15,5
2006	137,2	6,3	117,7	6,7	202,9	33,5	115,7	18,4	400,5	26,0	234,8	15,7
2007	151,2	6,8	120,3	6,8	231,0	37,9	122,6	20,0	426,0	27,1	234,3	15,4
2008	159,5	7,1	124,1	7,0	244,6	40,6	127,6	21,3	439,2	28,2	238,9	15,8

Abb. 2: Tage und Fälle der Arbeitsunfähigkeit je 100 AOK-Mitglieder nach Krankheitsarten in der Handelsbranche in den Jahren 1995-2008 (Badura, Schröder, Klose & Macco, 2010, S. 371)

Die branchenspezifischen Gesundheitsgefährdungen und Belastungen der Handelsbranche wurden in Zusammenarbeit mit Vertretern der Unternehmen und Berufsgenossenschaften ermittelt. Hierzu wurde eine Prüfliste verwendet, die 70 Merkmale hinsichtlich ihrer Häufigkeit abfragte. Bezogen auf die einzelnen Arbeitsplatztypen gab es die Optionen nie, selten (an weniger als 30 Arbeitstagen im Jahr), häufig (an mehr als 30 Arbeitstagen im Jahr) (Bellwinkel, Bieniek, Bindzius, Bödeker, Bonitz, Hammer, Hanßen & Joussen, 1999, S. 72).

Folgend die häufig und selten vorliegenden Belastungen am Arbeitsplatz Verkauf von Lebensmitteln:

Tabelle 4-3.
Gefährdungen und Belastungen beim Verkauf Lebensmittel

Häufig vorliegende Gefährdungen und Belastungen	Selten vorliegende Gefährdungen und Belastungen
Überwiegend künstliche Beleuchtung	Konflikte
Überwiegend Stehen	Monotonie
Zeit- oder Leistungsdruck	Lärm unter 85 dB(A)
Teile mit gefährlichen Oberflächen	Infektionsgefährdung (Mikroorganismen)
Bewegte Transport- oder Arbeitsmittel	Optische Signale
Sturzgefahr auf der Ebene	Unkontrolliert bewegte Teile
Kontakt mit kalten Medien	Absturzgefahr
Schwere körperliche Arbeit	Unvollständige Arbeitsaufgabe
Einseitige körperliche Belastung	Gefährdungen durch Menschen
Hautbelastung	
Ungeschützte bewegte Maschinenteile	
Zwangshaltungen	
Unbehagliches Klima	
Mängel in der Arbeitsplatzgestaltung	

Abb. 3: Gefährdungen und Belastungen beim Verkauf von Lebensmitteln (Bellwinkel, Bieniek, Bindzius, Bödeker, Bonitz, Hammer, Hanßen & Joussen, 1999, S. 76)

Da diese Abbildung rein das Vorkommen von Gefährdungen wiedergibt, nicht aber, wie stark und subjektiv sich der einzelne Angestellte letztlich dadurch beansprucht fühlt, wurden auch die Mitarbeiter im Verkauf von Lebensmitteln befragt, was die folgende Grafik verdeutlicht:

Die 10 meist genannten Belastungsarten bei dem Verkauf Lebensmittel

Belastungsart	Anteil der sich häufig belastet fühlenden Mitarbeiter in v.H.
Stehen	70
gebeugte Körperhaltung	50
Kälte	41
hohe Konzentration oder Aufmerksamkeit	41
fehlende Anerkennung	38
Zugluft	37
Zeit- oder Leistungsdruck	35
schwere körperliche Arbeit	35
Umgang mit schweren Gegenständen	34
kontrolliert werden durch Vorgesetzte	28

Abb. 4: Die 10 meist genannten Belastungsarten beim Verkauf von Lebensmitteln (Bellwinkel, Bieniek, Bindzius, Bödeker, Bonitz, Hammer, Hanßen & Joussen, 1999, S. 89)

Hieraus geht hervor, dass die Hälfte der Befragten die gebeugte Körperhaltung als häufig belastend empfindet und das Stehen der Spitzenreiter ist, gefolgt von Kälte, hoher Konzentration oder Aufmerksamkeit und fehlende Anerkennung.

1.4 Interventionsbereiche für Präventionsmaßnahmen

Nun sollen die wichtigsten Interventionsbereiche für Maßnahmen der Prävention und Gesundheitsförderung auf Verhaltens- und Verhältnisebene dargelegt werden.

Tab. 3: Interventionsbereiche

Verhaltensebene	Verhältnisebene
Verbesserung der Körperhaltung und des Lastenhebens (Verhaltensmuster)	Ergonomische Gestaltung von Bedientheken, Kassen und Büroräumen (Physische Umwelt)
Verbesserung des Belastungswechsels durch organisierten Tätigkeitswechsel (Abläufe / Organisation)	Verbesserung der Temperatur und Luft Gegebenheiten (Physische Umwelt)
Verbesserung des Stress- und Zeitmanagements (Abläufe / Organisation)	Gewichtsbegrenzung der zu bewegenden Last und Einsatz von Hilfsmitteln (Abläufe / Organisation)

Verhaltenspräventive Maßnahmen zielen auf eine positive Veränderung der individuellen gesundheitsgefährdenden Muster ab. Sie probieren also das Verhalten des Einzelnen in gesundheitlich relevanter Weise zu verbessern.

Verhältnispräventive Maßnahmen sollen durch eine Verbesserung der Lebens- und Arbeitsbedingungen einzelner, Personengruppen, oder Arbeitssystemen positiven Einfluss auf die Gesundheit nehmen. Es sollen also die äußerlichen Gegebenheiten wie zum Beispiel ein ergonomischer Sitzplatz, beeinflusst werden, um so gesundheitsrelevantes Verhalten zu ermöglichen (Kauffeld, 2011, S. 238).

Alle Maßnahmen orientieren sich an den häufigen Nennungen der Beschäftigten in der Handelsbranche, siehe c).

So soll auf der Verhältnisebene die Last, die vom Mitarbeiter gehoben werden soll, gewichtlich begrenzt sein, oder wenn die Last diese Grenze überschreitet, ein Hilfsmittel, wie ein Hubwagen oder eine Sackkarre, zum Einsatz kommt. Denn bei zu schweren Lasten können Bandscheibenschäden auftreten, die für lange Fehlzeiten sorgen würden (Froböse, 2013, S. 15).

Da Kälte und Zugluft als häufig beanspruchend eingestuft wurden, ist es ratsam, für angenehme Temperatur und Luft Gegebenheiten zu sorgen (Bellwinkel, Bieniek, Bindzius, Bödeker, Bonitz, Hammer, Hanßen & Joussen, 1999, S. 137).

Auch die ergonomische Gestaltung der Bedientheken, Kassen und Büroräume ist ein wesentlicher Faktor, da dort ein Großteil der Arbeitszeit verbracht wird und so auf jeden Fall gesundheitsförderliche Sitzbedingungen beispielsweise gegeben sein sollten (Luczak, 1998, S. 587).

Da hohe Konzentration oder Aufmerksamkeit und Zeit- oder Leistungsdruck häufig genannte Beanspruchungen sind, sollten die Mitarbeiter hinsichtlich eines optimierten Zeit- und Stressmanagements geschult werden.

Erholung ist unter anderem an einen Belastungswechsel geknüpft. Das bedeutet, dass man sich nur Erholen kann, wenn eine Belastung ganz beendet wird, oder zumindest eine andere Belastung einwirkt (Kauffeld, 2011, S. 240). So kann zum Beispiel ein häufiger Wechsel zwischen Kassieren und Regalen einräumen für einen Belastungswechsel sorgen.

Da sich auch beim Heben von geringen Lasten die Haltung und die Weise des Hebens schnell im Rücken bemerkbar machen, ist es auch hier ratsam, das Verhalten insoweit zu verändern, dass man rückengerecht Lasten hebt und eine angemessene Körperhaltung einnimmt (Jäger, Göllner, Jordan, Theilmeier, Luttmann, 2010, S. 94).

Unter dem folgenden Punkt soll nun die Zielgruppe und Zielsetzung genauer abgestimmt werden. Hierbei wird eine konkrete Problemstellung für ein Gesundheitsförderungsprojekt, bezogen auf die unter Punkt 1 durchgeführte Analyse, formuliert.

2 Planung einer Präventionsmaßnahme

2.1 Problemstellung

Anhand der Analyse, die unter Punkt 1) durchgeführt wurde, wird ersichtlich, dass einerseits das Fehlzeitengeschehen durch Muskel-Skelett Erkrankungen dominiert wird und andererseits auch die Mitarbeiter selbst die gebeugte Körperhaltung, den Umgang mit schweren Gegenständen und schwere körperliche Arbeit als beanspruchend empfinden. Äußere Einflüsse wie Zugluft und Kälte können durch entsprechende Maßnahmen recht einfach beseitigt werden, ein zu schwacher Rücken jedoch, ist eine Aufgabe, die es direkt am Menschen zu lösen gilt, indem er gekräftigt wird und so länger leistungsfähig bleibt und auch im Alltag von der dazu gewonnenen Kraft profitiert.

Da beim Heben, Bewegen von schweren Gegenständen und in gebeugter Haltung immer der Rücken belastet wird, ist es unerlässlich diesen gesund und kräftig zu erhalten. Die Daimler AG hat dieses Problem ebenso erkannt und unter dem Aspekt, dass etwa 62% der Erwachsenen hierzulande mindestens einmal jährlich an Rückenbeschwerden leiden, das Programm Daimler BKK Rückenprogramm ins Leben gerufen (Daimler Betriebskrankenkasse, 2005, S. 2).

Die konkrete **Problemstellung** ist folglich charakterisiert durch ein häufiges und belastendes körperliches Arbeiten, gepaart mit der Erkenntnis, dass das Fehlzeitengeschehen größtenteils von Muskel-Skelett Erkrankungen bestimmt wird, wovon Rückenschmerzen einen riesigen Anteil ausmachen (Stadler & Spieß, 2010, S. 333).

2.2 Zielsetzung

Hieraus lässt sich die **Zielsetzung** ableiten, den Rücken zu kräftigen und so belastbarer zu machen bzw. den Menschen leistungsfähiger und motivierter, um so die Fehltage, ausgelöst durch Rückenschmerzen, zu senken. Die Zielsetzung unterteilt sich also in zwei Schritte:

Tab. 4: Zielsetzung des Projektes

Zielsetzung 1. Schritt	Zielsetzung 2. Schritt
Kräftigung der Rückenmuskulatur um 30 % innerhalb von 10 Wochen	Reduktion der durch Rückenschmerz bedingten Fehltage im Unternehmen um 10 %.

2.3 Zielgruppe

Zur **Zielgruppe** ist zu sagen, dass speziell die Mitarbeiter aus dem Bereich Verkauf angesprochen werden sollen, denn sie verrichten einen Großteil der körperlichen Arbeit. Eingeschlossen werden sollten aber auch unbedingt die Auszubildenden, da sie einerseits auch einmal im Verkauf arbeiten werden und andererseits in ihren Jungen Jahren noch viel vorbeugend tun können.

Da aber weiterhin in der Verwaltung und der Geschäftsleitung viel gesessen wird, kann auch dort davon ausgegangen werden, dass die Rückenbeschwerden häufig auftreten und generell ein zu schwaches Kraftniveau der Rückenmuskulatur vorherrscht. Ein ganz wesentlicher Punkt für den Erfolg des Projektes ist die Zustimmung und Partizipation bzw. das Hinter dem Projekt stehen der Führung. Daher sollte auch diese mit eingebunden werden.

Es kann also festgehalten werden, dass primär die Auszubildenden und die im Verkauf tätigen Personen die Zielgruppe darstellen, diese jedoch ergänzt wird, durch die Verwaltung und die Geschäftsführung.

Damit dieses Projekt Erfolg hat, wird neben der Kräftigung der Rückenmuskulatur auch auf der Verhältnisebene angesetzt, indem die unter Punkt 1 d) genannten Interventionsbereiche berücksichtigt werden.

3 Erfassung der Arbeitsbedingungen

3.1 Entwicklung des Fragebogens

Die vielfältigen Ursachen für Rückenschmerzen, wie zum Beispiel Bewegungsmangel, einseitige Körperhaltungen und psychische sowie soziale Belastungen sollen nun mittels eines Fragebogens von den Mitarbeitern charakterisiert und eingestuft werden (Daimler Betriebskrankenkasse, 2005, S. 3).

Der Fragebogen untergliedert sich in vier Kategorien, denen jeweils fünf Items zugeordnet sind. Folgend der Fragebogen und im Anschluss daran die Begründung zu den gewählten Kategorien und Items.

Tab. 5: Fragebogen zur Arbeitsplatzanalyse

Wie beurteilen Sie folgende Aussagen?		Trifft nicht zu	Trifft weniger zu	Teils/ Teils	Trifft eher zu	Trifft zu
		1	2	3	4	5
Kategorie 1: Körperliche Belastungen am Arbeitsplatz						
1	Meinen Beruf verübe ich meist sitzend.					
2	Schweres Heben und Tragen belasten mich.					
3	Langes Stehen oder Bücken belastet mich.					
4	Zwangshaltungen treten selten länger auf.					
5	Rückenschmerzen begleiten mich oft im Beruf.					
Kategorie 2: Bewegungsverhalten						
6	Bewegung hat für mich eine große Bedeutung.					
7	Je Woche treibe ich mindestens 2 h Sport.					
8	Sport und Spaß lassen sich nicht verbinden.					
9	Ich kann mir vorstellen, dass Sport mir durchaus gut tun kann.					
10	Nach sportlicher Betätigung fühle ich mich gut					

Kategorie 3: Betriebsklima						
11	Mein Beruf verlangt hohe Aufmerksamkeit.					
12	Meine Leistungen erhalten Anerkennung.					
13	Ich fühle mich durch Vorgesetzte kontrolliert.					
14	Häufig herrscht Zeit- und Leistungsdruck.					
15	Die Kommunikation im Betrieb klappt nicht.					
Kategorie 4: Physikalische Umwelt						
16	Kälte belastet mich im Berufsleben oft.					
17	Zugluft belastet mich im Berufsleben oft.					
18	Lärm belastet mich im Berufsleben oft.					
19	Hautbelastungen treten häufig auf.					
20	Die Beleuchtung im Betrieb ist angemessen.					

3.2 Begründung der abgefragten Items

Da die enge Verzahnung von Körper und Psyche eine maßgebliche Rolle bei der Entstehung von Rückenschmerzen einnimmt, muss auch das psychische Befinden der Mitarbeiter abgefragt werden. Dies konnte empirisch bestätigt werden, so können unter anderem psychisch bedingte permanent eingenommene Fehlhaltungen Rückenbeschwerden auslösen (Stadler & Spieß, 2010, S. 332). Das Betriebsklima beeinflusst maßgeblich das psychische Befinden, denn im Betrieb verbringt man einen Großteil seiner Lebenszeit. Klappt dort die Kommunikation nicht, oder fühlt man sich stets kontrolliert und von Zeitdruck verfolgt, so schlägt sich dies schnell in der Psyche nieder. Auch ständige Aufmerksamkeit in Verbindung mit geringer Wertschätzung der eigenen Leistung lassen auf Dauer die Motivation fallen und beeinträchtigen das psychische Wohlbefinden.

Selbstverständlich tragen auch Umwelteinflüsse zum individuellen Wohlbefinden und Beschwerdeempfinden bei. So können sich Schmerzen bei Kälte und damit verbundenem Unwohlsein noch stärker bemerkbar machen. Da auch Zugluft und Kälte häufig als beanspruchend von den Mitarbeitern empfunden wurden, gilt es auch diesen Bereich abzufragen.

Das Bewegungsverhalten und die Einstellung zum Thema Bewegung wird abgefragt, um festzustellen, ob einerseits die Bereitschaft zu mehr körperlicher Betätigung besteht und andererseits eine Sinnhaftigkeit der Befragten hinter körperlicher Aktivität gesehen wird, denn ohne erkannte Sinnhaftigkeit wird sich kaum eine Verhaltensänderung erreichen lassen (Holderegger, 1997, S. 83).

Wird erkannt, dass kein direkter Sinn dahinter gesehen wird, muss unbedingt ein großes Augenmerk des Projektes darauf gelegt werden, die Teilnehmer zu überzeugen und zu gewinnen, durch nachvollziehbare Sinnhaftigkeit. Auch das eigene Aktivitätsverhalten ist ausschlaggebend für eine gesunde Lebensführung, so wurde herausgefunden, dass ein Kalorienverbrauch von etwa 2000 Kalorien je Woche durch körperliche Aktivität, die gesundheitlich voll präventiv wirksame Schwelle darstellt (Jakob, 2002, S. 3).

Natürlich werden auch die körperlichen Belastungen am Arbeitsplatz abgefragt, da diese letztlich den Körper direkt belasten und auch in der Befragung unter Punkt 1 c) die ersten beiden Plätze bei den am meisten beanspruchenden Faktoren einnehmen. Hier kann dann bei dem Projekt gezielt angesetzt werden und so effektiv die körperlich belastenden Faktoren reduziert werden, indem zum Beispiel Hilfsmittel zum Einsatz kommen, oder clevere Belastungswechsel für mehr Erholung sorgen (Kauffeld, 2011, S. 240).

4 Auswertung und Darstellung der Ergebnisse

Die Befragungsergebnisse sollen in Form eines Diagramms visualisiert werden.

Denn ein Bild sagt mehr als tausend Zahlen, so sollten Zahlenwerte nicht bloß hingeworfen werden, sondern anschaulich in Form eines Diagramms, zum Beispiel Balkendiagramm, dargestellt werden (Graebig & Thoss, 2005, S. 109).

Weiterhin werden die Befragungsergebnisse prozentual ausgewertet, da absolut betrachtet sicher nur sehr wenige Mitarbeiter sitzend ihren Beruf verüben, jedoch nur die Führung und Verwaltung betrachtet, prozentual viele Mitarbeiter sitzend ihren Beruf ausüben.

Ebenso wird auch der erreichte Durchschnittswert eines Items betrachtet.

Jede Antwortmöglichkeit hat einen Zahlenwert zugeordnet, der von eins bis fünf reicht. Liegt der Durchschnittswert eines Items nach Auswertung aller Fragebögen bei 3,5 oder mehr, so kann man festhalten, dass die Mehrheit der Befragten der Aussage des Items eher zustimmt. Liegt der Durchschnittswert eines Items nach Auswertung aller Fragebögen bei 2,5 oder weniger, so kann man festhalten, dass die Mehrheit der Befragten der Aussage des Items eher nicht zustimmt. So lässt sich erkennen, welchen Items bzw. Themen davon, verstärkt Aufmerksamkeit geschenkt werden sollte.

Folgend noch eine beispielhafte Auswertung einer Itemkategorie:

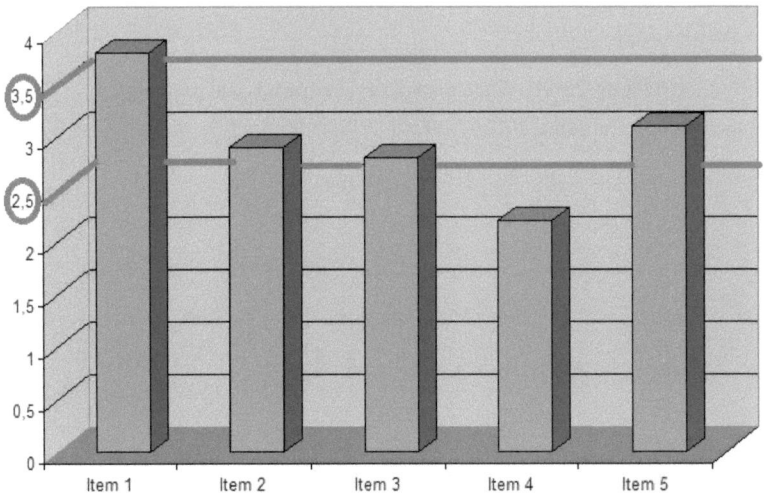

Abb. 5: Beispielhafte Auswertung einer Itemkategorie, eigene Darstellung

Auf der X-Achse aufgeführt die einzelnen fünf Items und auf der Y-Achse aufgeführt der Durchschnittswert, der nach Auswertung aller Fragebögen, anhand der gegebenen Antworten ermittelt wurde.

Zu erkennen ist, dass Item 1 über der 3,5 Schwelle liegt und somit die befragten Personen der Aussage des Items 1 größtenteils zustimmen.

Item 4 erreicht weniger als den Zahlenwert von 2,5. Hier kann gesagt werden, dass die Mehrheit der befragten Personen der Aussage des Items 4 nicht zustimmt. So kann der Fokus darauf gelegt werden, heraus zu finden, warum der Aussage entweder von vielen zugestimmt, oder eben nicht zugestimmt wird.

5 Abbildungs- und Tabellenverzeichnis

5.1 Abbildungsverzeichnis

Abb. 1: Verteilung der AU-Tage nach Krankheitsarten und Berufsgruppen in der Handelsbranche im Jahre 2012

Abb. 2: Tage und Fälle der Arbeitsunfähigkeit je 100 AOK-Mitglieder nach Krankheitsarten in der Handelsbranche in den Jahren 1995-2008

Abb. 3: Gefährdungen und Belastungen beim Verkauf von Lebensmitteln

Abb. 4: Die 10 meist genannten Belastungsarten beim Verkauf von Lebensmitteln

Abb. 5: Beispielhafte Auswertung einer Itemkategorie

5.2 Tabellenverzeichnis

Tab. 1: Rahmenbedingungen des Settings

Tab. 2: Personengruppen des Settings

Tab. 3: Interventionsbereiche

Tab. 4: Zielsetzung des Projektes

Tab. 5: Fragebogen zur Arbeitsplatzanalyse

5.3 Abkürzungen

AU = Arbeitsunfähigkeit

bzw. = beziehungsweise

h = Stunde/n

6 Literaturverzeichnis

Badura, B., Ducki, A., Schröder, H., Klose, J. & Meyer, M. (2013). *Fehlzeiten-Report 2013. Verdammt zum Erfolg – die süchtige Arbeitsgesellschaft? Zahlen, Daten, Analysen aus allen Branchen der Wirtschaft.* Berlin: Springer.

Badura, B., Schröder, H., Klose, J. & Macco, K. (2010). *Fehlzeiten-Report 2009. Arbeit und Psyche: Belastungen reduzieren – Wohlbefinden erhöhen. Zahlen, daten, Analysen aus allen Branchen der Wirtschaft.* Berlin: Springer.

Bellwinkel, M., Bieniek, S., Bindzius, F., Bödeker, W., Bonitz, D., Hammer, T., Hanßen, R. & Joussen, R. (1999). *Arbeitsbedingte Gesundheitsgefahren im Einzelhandel.* Bremerhaven: Wirtschaftsverlag NW.

Bosch, G. & Weinkopf, C. (2007). *Arbeiten für wenig Geld: Niedriglohnbeschäftigung in Deutschland.* Frankfurt/Main: Campus.

Daimler Betriebskrankenkasse (2005). *Rückenbeschwerden. Haltung bewahren durch Vorbeugung.* Münster: MBO.

Froböse, I. (2013). *Rücken-Akut-Training.* München: Gräfe und Unzer.

Graebig, M. & Thoss, M. (2005). *EXCELlence: Praxisbewährter Leitfaden für Excel (XP).* Berlin: Beuth.

Holderegger, A. (1997). *Ökologische Ethik als Orientierungswissenschaft: von der Illusion zur Realität.* Freiburg: Universitätsverlag Freiburg Schweiz.

Jäger, M., Göllner, R., Jordan, C., Theilmann, A. & Luttmann, A. (2010). *Belastungen der Lendenwirbelsäule beim Heben und Umsetzen von Lasten.* München: Grin.

Jakob, E. (2002). *Lüdenscheider Aktivitätsfragebogen zum Risikofaktor Bewegungsmangel.* Hellersen: Krankenhaus für Sportverletzte. Zugriff am: 16.12.2013. Verfügbar unter http://www.sportklinik-hellersen.de/fileadmin/Sportmedizin/Downloads/Luedenscheider_Aktivitaets-Fragebogen.pdf

Kauffeld, S. (2011). *Arbeits-, Organisations- und Personalpsychologie für Bachelor. Lesen, Hören, Lernen im Web.* Berlin: Springer.

Luczak, H. (1998). *Arbeitswissenschaft.* Berlin: Springer.

Papathanassiou, V. (2013). *Studienbrief Gesundheitsförderung und Prävention in Lebenswelten.* Saarbrücken: Deutsche Hochschule für Prävention und Gesundheitsmanagement.

Stadler, P. & Spieß, E. (2010). *Arbeit – Psyche – Rückenschmerzen: Einflussfaktoren auf die Beschäftigungsfähigkeit und betriebliche Präventionsstrategien.* München: Grin.

Wikipedia (12.12.2013). *Real Handelskette.* Zugriff am: 12.12.2013. Verfügbar unter http://de.wikipedia.org/wiki/Real_%28Handelskette%29

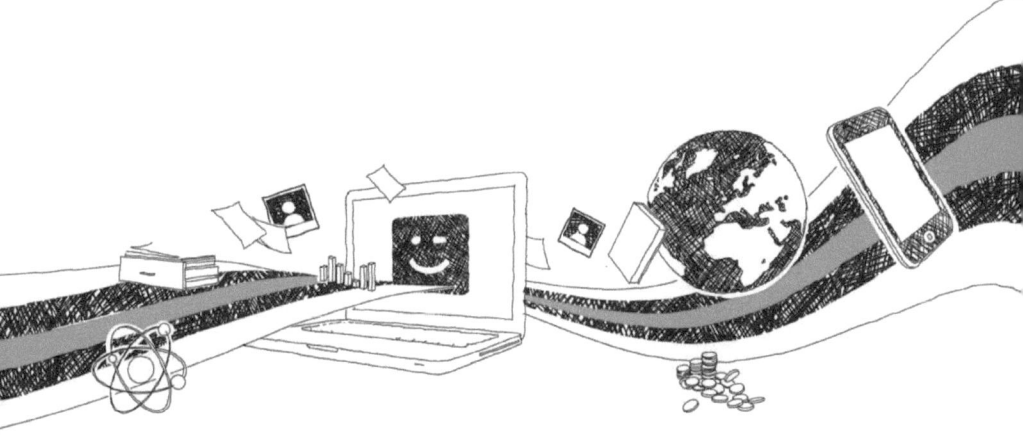
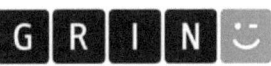